世图心理
博客：http://blog.sina.com.cn/bjwpcpsy
微博：http://weibo.com/wpcpsy
U0332777

萨提亚冥想

大师带你聆听自己

[加拿大] 约翰・贝曼（John Banmen）著
盈和贝曼项目组 译

世界图书出版公司
北京・广州・上海・西安

图书在版编目（CIP）数据

萨提亚冥想：大师带你聆听自己 /（加）约翰·贝曼（John Banman）著；盈和贝曼项目组译. —北京：世界图书出版有限公司北京分公司，2019.1（2023.3 重印）
ISBN 978-7-5192-5794-1

Ⅰ. ①萨… Ⅱ. ①约… ②盈… Ⅲ. ①心理保健—通俗读物 Ⅳ. ① R161.1-49

中国版本图书馆 CIP 数据核字（2019）第 013821 号

书　　名　萨提亚冥想：大师带你聆听自己
　　　　　SATIYA MINGXIANG

著　　者　[加拿大] 约翰·贝曼（John Banmen）
译　　者　盈和贝曼项目组
策划编辑　于　彬
责任编辑　吴嘉琦　于　彬
装帧设计　刘　岩

出版发行　世界图书出版有限公司北京分公司
地　　址　北京市东城区朝内大街 137 号
邮　　编　100010
电　　话　010-64038355（发行）　64037380（客服）　64033507（总编室）
网　　址　http://www.wpcbj.com.cn
邮　　箱　wpcbjst@vip.163.com
销　　售　新华书店
印　　刷　河北鑫彩博图印刷有限公司
开　　本　787mm × 1092mm　1/32
印　　张　6
字　　数　70 千字
版　　次　2019 年 4 月第 1 版
印　　次　2023 年 3 月第 6 次印刷
国际书号　ISBN 978-7-5192-5794-1
定　　价　39.00 元

前言

冥想：寻找属于自己的时间

冥想，是一种很古老的练习，它曾帮助数百万人面对生命中的挑战，并找到内在的和平、安宁与和谐。萨提亚女士（Virginia Satir）在20世纪创立了家庭系统治疗，她使用言语形式的冥想，让人有机会放松自己并专注于自己的内在体验，从而能够对自己和他人的境遇达到好奇、理解和接纳的层面。

本书中的冥想采用萨提亚女士言语冥想的风格和形式，它们摘自过去几年我在中国各个城市所带领的工作坊。在这本书里，我们以书面形式把这些冥想方法提供给你，你可以读给自己听，或者让别人读给你听，或者你可以在团体中使用，把它们读给别人听，也有人喜欢把冥想录下来，然后聆听自己的声音，这都是可以的。

你可能会留意到，这些冥想基本上专注于你的内在自我，无论是关于身体感觉，你的感受，还是你的念头，全部都在处理你和你的内在以及外在的关系，不管是在过去还是现在。

在更深层次上，这些冥想帮助你联结到中国哲学所谓的“生命能量”，这是一个更深刻的自我意识，关于你真正是谁以及生活可以是怎样的：和平，和谐，接纳和欣赏。

关于如何使用这本书，我们为你提供了一些参考，不过，你可能会找到自己的方式更好地利用这些冥想。不管你有多忙，我希望你每天都能花一点时间享受一次或多次冥想，来帮助你提升幸福感。我邀请你花些时间，带着好奇和欣赏来探索你内在的自我，当你更加理解自己，更多接纳自己，你会享受来自自己的智慧。

祝你在人生旅途中更幸福、成功、健康！

约翰·贝曼

2017年4月18日

缘起与致谢

缘起

我在培训领域已工作了21年，曾经是世界500强企业的一名培训部经理，是一名受欢迎的培训师，也是一名带过许多学生的老师。2008年，因为事业上的一个转折，我走进萨提亚的课堂，老师是约翰·贝曼博士。从此，我的生命开启了一个新的旅程。

在一次媒体采访中，我这样描述我与萨提亚："和萨提亚模式相遇的过程，是我和自己相遇的过程。在这个过程中，我体验到生命中的许多挣扎、无助、喜悦、欢畅……我的生命也因此翻开了新的一页……”

从那以后，我开始了跟随贝曼博士学习的旅程，一路走来，我真切地体验到了生命的宽广，也见证了许多个人、家庭通过改变获得了更多的幸福感。

2013年，我产生了这样的思考，如何能让我的老师贝曼博士所教导的萨提亚模式的精髓流传下来，让更多的个人、家庭受益于此。一个念头从心底慢慢浮现出来：我要发起这样的一个项目，将贝曼博士过去10年在中国的教学内容分类整理成系列丛书出版，在中国传播这些珍贵的学习资源。这个想法得到了贝曼博士的大力支持，盈和（即萨提亚厦门教育与应用中心）成立了专门的项目组，投入人力、物力开启了这个公益项目。

项目组的组建与致谢

2014年，项目组依托盈和的义工团队，开启了招募和甄选。最先加入的成员之一是我们的项目组长王菲，她是一位特别的女子，乐于付出、能干精练，因为她的优秀品质和管理能力，项目组的工作井然有序地开展，并卓有成果。

之后加入项目组的，也都是资深的萨提亚模式学习者，他们包括赵倩、邓玺郡、黄海樱、商爽、徐燕、刘丽、郭慧萍、廖重榕、韩静赟、杨金平、黄秋贞、袁歆、王茜、张宁、徐梅、吴志东、许庆欣（排名不分先后），以及贝曼老师的助理郝宗媛。从誊写和校对，到文字编辑和审校，他们都付出了许多宝贵的时间，虽然每个人承担的工作不同，但都给整个项目做出了必不可少的贡献。

特别感谢商爽、廖重榕、张宁、黄海樱，他们承担了很多的翻译工作。项目组的赵倩，在文字编辑和最后的篇章整理中，做出了极具才华的贡献，让读者有机会在清晰的篇章结构中阅读本书。贝曼老师的助理郝宗媛在后期参与的审校工作，邓玺郡参与的行政技术支持，都为项目带来了重要的价值。

当这本书的初稿打印出来时，看着一页页的文字，我的内心油然地产生感动和欣喜。这些文字里，凝聚着项目组每个成员的付出；这些文字里，仿佛看得见大家并肩工作的日夜；这些文字里，饱含着美好的愿望。在这里我由衷地感谢每位参与项目的朋友！能让更多人受益于这本书，是我们共同的愿望。

走过的历程和愿望

从产生整理贝曼博士系列丛书的构想，到规

划、设计书的系列主题（“大师带你冥想”“大师问答”“大师个案整理与解析”），再到整理原始素材、开启誊写、推动出版，这其中，我经历了许多的波折、困难、停滞……

让我坚持下来的，始终是这样一个美好的愿望：我希望在有生之年，能够贡献微薄之力，为未来留下一些有益于人的幸福、有益于家庭和谐的学习资源，协助我的老师贝曼博士——这位年过八旬的世界级萨提亚大师，在中国留下更多的宝贵传承，让更多的中国人、中国家庭受益于萨提亚模式。

过去十多年，这位八旬长者在中国辛勤耕耘，他把自己有限的时间优先给了中国，他的使命和愿景是：“让中国6500万人受益于萨提亚模式，帮助中国人更成功、更幸福、更健康。”希望我们的系列丛书，能为实现这个愿景贡献力量。

同时，也让中国更多的助人工作者，拥有更多的学习资源，更好地学习、应用萨提亚模式，帮助更多的中国人走向和谐、幸福。

黄琳

2018年8月9日

萨提亚厦门教育与应用中心

厦门盈和人家教育咨询有限公司

网址：www.satirchina.net

微信公众号：盈和人家、盈和幸福家

目录

第三部分 探索自己

第六部分
与人联结

第一部分

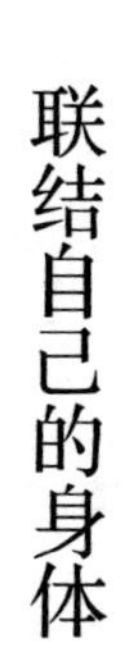

联结自己的身体

准备自己

现在，请你合上美丽的双眼。

慢下来，慢下来，让自己慢下来，有意识地允许自己慢下来……

觉察你的呼吸，进入内在。

在你的内在，有一个美好而可爱的地方，很宁静……

你能否享受这个宁静、和谐、稳定的部分？

你能否找到这个地方？

这是你可以给予自己的一份美好的礼物。

你能否去欣赏，欣赏你自己的一些东西，欣赏自己所做的，欣赏自己这个人？

你将要展开一个学习的旅程。

给予自己一个宝贵的机会来学习和成长。

在旅程的初始，你能否让自己完全地临在？

先把工作搁在一边，将家人放在心里。

这一刻，只属于自己，给予自己这一段时间，不浪费它，也不逃避它，而是完完全全地给予自己这个美丽的礼物：全然地跟自己在一起。

这个礼物或许会让你感觉到兴奋？或许会让你有点害怕？或许会让你想要逃走？

你可以调整一下，重新做个选择，也可以勇敢地跳下泳池来游泳！

此刻，觉察一下自己，你在哪里？准备好了吗？

给自己一个大大的赞美，睁开眼睛，开始新的学习。

觉察呼吸

现在，找到一个舒服的姿势坐着。

感受一下，什么姿势对现在的你来说是最容易的。

花一点时间让你的腿找到它自己舒服的姿势，这个姿势能够支持你毫不费力且安稳地坐着。

请合上双眼，闭上眼睛之后，我们就进入了内在。

每一秒，你的双眼都会映入大量的影像，传给大脑去加工。

当你合上眼睛，停止将影像接收进来，就开始进入内在了。

请留意自己的呼吸。

透过一呼一吸，你进入更深的内在，这里非常安全。

从呼吸开始，我们留意外在和内在的关系，通常呼吸是发生在内在的。

看看你是不是可以留意到自己内在的呼吸。

你一辈子都在呼吸，永远都在呼吸，哪怕在睡觉的时候。

这是非常棒的技能，只用一点点力气，想都不用想。

今天，请观察一下你的呼吸。

你留意到你在呼吸，是快还是慢，是深还是浅。

此刻，和你的呼吸接触，关注这个奇迹。

你可以毫不费力地吸入空气，而后身体各部分就奇妙地运作起来了，从吸入的空气中各取所需。

你的身体一直在工作，你是否能够理解你的身体正在跟你讲话?

有些人在疼痛的时候才能听到，有些人是在饿的时候，有些人是在累的时候，你就只是倾听……

如果每天都在倾听，那叫什么呢，叫觉察。

带着一种感恩的态度，留意到你的身体在做什么，欣赏它，感激它!

花一点时间，就是这样，倾听，接受，接受来自呼吸的滋养。

让这种内在的变化持续进行着……

现在，开始允许你的身体有些外在的移动。

同时开始注意身体哪些部位想要移动起来，允许它动起来。

慢慢把你自己带回来，慢慢地睁开你的眼睛。

花一点时间，去感受你的呼吸。

然后准备好带着这个鲜活的经验，回到你的日常生活里。

感受自己的身体

请你合上眼睛，把注意力放在你的呼吸上。

觉察你的呼吸，是缓慢，还是快速？

是浅浅的，还是很深沉的？

是两个鼻孔都在呼吸呢？还是一个鼻孔吸得多一点，另一个少一点？

更深入地去觉察那些细节。

有时候你的一只鼻孔比另一只鼻孔更加活跃。

如果平时没有注意，那么此刻去留意一下。

当你感觉越来越稳定，就把所有的注意力转移到内在感觉上来。

从内在放松你的四肢，感觉你上半身的重量。

感受到你上半身稳稳地落在骨盆上，双腿在下面提供支持。

注意你的脊椎，从尾椎开始，慢慢地沿着脊椎一节一节地往上。

注意到随着脊椎放松下来，你的上半身也放松下来。

注意力继续往上来到颈部，从内在感受你的颈部，那么完美地连接着你的身体和头。

此刻，允许一些自然、细微的移动发生。

你的下颚也跟着放松下来，你的颈部、下颚、脸正在慢慢地放松下来。

在你的身体里感觉那一份自在和容易，你越来越安然地放松下来。

此刻，你是否愿意去欣赏和感谢你的身体?

身体是你存活的一个形式，是你的殿堂，是你此生的家。

你是否可以去欣赏你呈现能量的形式？

你的身体默默地为你做了很多贡献。

而你，可能对身体很粗鲁，对身体很苛刻，常常漠视它的存在。

如果你虐待了自己的身体，那你需要对它道歉。

今天，请你去欣赏与感谢身体。

也许，你愿意向你的身体道歉，平时你没有好好珍惜它，你忽视了它。

这样，你和身体和解，它向你发出呼唤的时候，你才能真的聆听。

今天，我邀请你，好好聆听你身体的声音，在向你表达什么？

当你在欣赏它的时候，它又如何给你回应？

你内在的注意力有没有发现它的回应？

请你花几秒钟和你自己在一起。

你是这么独特，你是这么可爱，你是如此值

得，就看你是否可以感受到你自己。

此刻，如果你有任何讯息想对自己表达，请你在内在表达出来。

当你准备好的时候，就可以睁开你的眼睛。

你带来了什么？

今天，此刻，你带来了什么？

你正在经验什么？

是兴奋、疲惫、无聊？

还是成长、改变、敞开？

抑或是阻抗、恐惧、愤怒？

如果你把恐惧与懒惰带到这里，你可能会说："我不愿意工作""不愿意改变""我太懒了"或者说"我太害怕了"，等等。

觉察自己，你带来了什么，你正在经验什么？

你带来了哪些积极正向的能量？

你带来了哪些负向的能量?

你如何透过经验和觉察自己而更加了解自己呢?

请你欣赏，欣赏此刻你带来的积极正向的部分!

我也邀请你把负向的部分先放一边。

也许你无法摆脱它们，但是你可以更稳定，这样你就不再需要它们了……

然后，请你告诉自己：“我带来了自己，我是自己所拥有的最大的宝藏!”

留意你在这样对自己说时，在经验什么……

聆听自己的智慧

今天，去做一名侦探，寻找你自己的智慧。

每个人都有智慧，我相信你也有。

萨提亚模式里有个概念叫作“智慧盒子”。

你可以打开那个盒子，然后，让你的智慧出来。

你也可以创造自己的智慧。

它在哪儿呢，在身体的一个地方。

可能靠近你的心，或者在你的头顶，也有可能，你在哪都能找到，在身体的任何地方。

是的，智慧存在于你的每一个细胞当中。

每个细胞里都有智慧，非常聪明，它知道自己的角色，知道自己在做什么。

曾经有研究者把细胞放在显微镜下观察，发现细胞居然会自己远离有毒的物质，靠近有营养的物质。

用你的觉知去感受，你手指上的细胞，你肩膀上的细胞，你胳膊上的细胞，你所有的细胞，他们都知道自己在做什么。

你的每一个细胞，都如此美丽。

它们共同工作，一起合作，非常智慧。

它们运用自己的智慧，让你身体的很多部分自己运作起来，这就是身体的智慧。

每天醒来，它们都在那儿，每一天，有许多细胞死去，又有许多细胞生成。

我们每一天的生活，都带着新的细胞，伴随着身体的智慧。

今天，你发现，你的智慧在你内在很深的地方。

找到你的智慧，然后，去倾听你的智慧。

跟自己的智慧和谐一致。

向自己的智慧敞开，不再依赖别人。

你拥有自己的智慧，同时，你留意到其他人也拥有他们的智慧。

你可以联结其他人的智慧，这样，所有人可以一起成长，多么美好的画面！

聆听这个世界

找一个舒服的姿势坐好，轻柔地合上双眼。

把你的背部挺直，让你的能量可以在上半身流动。

关注你的身体，从底部一直到脊椎、头顶。

此刻，请关注你的耳朵，你的听力。

你有没有发现，你通过耳朵听到了所有的声音。

也许你喜欢听音乐，通过耳朵去欣赏音乐。

有些音乐跟你的内心达到了共鸣。

你还听到了笑声，欢快的，银铃般的，抑或浑厚的。

你的孩子，从一个小婴儿开始成长的过程中，第一件事就是发出声音，学习说话。

你还记得他们刚开始说话，牙牙学语，你的惊喜和快乐吗？

有人在叫你的名字，用他们的声音，表达他们对你的思念和喜欢。

有些人告诉你，他们爱你，通过声音表达了他们的爱。

当你去和别人联结的时候，你受到了滋养。

通过你听见的声音，你获得了很多很多欢乐。

声音，透过很多很多不同的方式，被你听到了。

你有没有想过，你的听力、你的耳朵是如何帮助你的？

想象一下，如果你认识的一个人耳聋了，从此再听不见了，那又会发生什么呢？

或者你看到一些老人，随着年龄的增长，他们听力下降了，有些声音听不到了，这时候，他们会感到多么的挫败！

耳朵、听力对你来说非常重要，此刻，你可否去欣赏一下，你的耳朵和你的听力。

欣赏和感谢，你有能力去聆听，去聆听这个世界……

让我们多花一点时间，多一份对耳朵、对听力的欣赏和感谢……

你继续聆听，当你通过身体去聆听，你会发现，身体一直在向你发出讯息。

你能否聆听到它发出的讯息呢?

试试用一种不同的方式来聆听你的身体，体验你的身体。

然后，让自己进入深深的宁静。

你有一颗心脏在跳动，你能聆听到自己的心跳吗?

你是否可以听见心跳和心跳之间，那个宁静

时刻。

就像音乐一样，在音符跳动之间，那个宁静时刻。

当你去森林，当你去海边，聆听那份宁静。

当一切电器都关掉时，你可否听见这一份宁静?

如果你真的想要聆听这份宁静，就需要非常深入地进入内在……

就在此刻，聆听内在，体会这一份宁静。

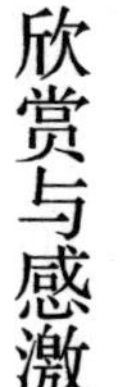

第二部分

欣赏与感激

由欣赏眼睛到感激生命

当你准备好的时候，可以合上你的眼睛。

此刻，请留意，你有一双如此美丽的眼睛，帮助你看到如此之多的东西。

你常常理所当然地去使用你的眼睛，而忽略了它们非常棒的事实。

你有没有去研究它们呢?

它们的构造非常复杂，对我们也非常有帮助。

今天，我想邀请你来欣赏它们：从你清晨醒来的那一刻开始，到你闭上眼睛睡觉的时候，你一直都在用眼睛看，看别人、看东西、看自己；看河流、看高山、看阳光。你看啊、看啊，总是透过眼睛来观看这个世界。

今天，你想要欣赏它。

你知道你的眼睛有多重要，如果你发现自己看不清，你还会借助眼镜来帮忙。

可是，有时候你也会“虐待”自己的眼睛：想要从黑暗中看东西，或者一直不间断地使用它。

如果是这样，你要跟自己的眼睛道歉：“我很抱歉！我以后会更好地照顾你！”

如果没有眼睛，那会是怎么样？简直不可想象。

想象一下，一个盲人，他会如何经历人生？

此刻，欣赏自己的眼睛。

它带给你如此多的喜悦，如此多的信息，如此多的联结。

当你看到自己的宝宝的时候，你的眼睛会闪亮。

当你看到彩虹的时候，你会微笑或者兴奋。

你看着某人，如果对方在微笑，你会感觉很好。

如果他跟你一起大笑，你也会感觉很棒。

当你感动的时候，你的眼睛会泛着泪花。

你的眼睛就是这样在帮助着你！

想象一下，你从眼睛那里得到了多少呀！

从早到晚，它就在那儿为你而存在。

今天，我们开始去欣赏它。

让自己去感受，感受那个欣赏。

同时，你可能发现你需要做些改变，关于你如何对待自己的眼睛。

你可以从每天都欣赏它开始改变。

你可以在心里对眼睛说："当我散步时，你帮我看清楚，谢谢你。"

"当我需要某人时，你帮助我看到他，谢谢你。"

"当我阅读时，你帮助我获取信息，谢谢你。"

"你是我这一生的珍宝，而我又如此地把这当成理所当然，但从今天开始我要欣赏你。"

就是这样去欣赏和感谢你的眼睛。

这样，随着你年龄的增长，眼睛能够更好地为你服务，因为你没有虐待它。

让我们做个新的决定：更好地照顾，更多地欣赏，更真诚地感谢！

接下来，让我们一起关注身体的其他部位。

有些时候你对自己很苛刻，批评自己长得不够美，身高不够高，体重不够标准。

你一直去评判、去抱怨、去比较……

如果你友好一点，从发现眼睛的重要性开始，去欣赏与感谢眼睛，然后接纳、欣赏你的长相、身高、体重，那么它们就是独一无二的，只有你才拥有的。

好好地去欣赏你身体的每一个部位，从你的脚指头一直到你的头顶，以及你的内在，你所拥有的这一切。

然后，你开始庆祝，庆祝自己拥有这些独特又美丽的能量和天赋！

庆祝你的生命，这是一个奇迹！

在庆祝的能量里，你慢慢睁开眼睛，开始新的生活！

欣赏与感谢自己的生命

合上你的双眼，留意自己的呼吸。

放松，你不需要去改变，只是去觉察自己。

你有一种很强大的能力——“觉察”，这也是你的本能。

可是很多时候你却很迷茫，没有觉察到任何事。

现在，我希望你去觉察自己的呼吸。

然后，请你先去欣赏与感谢自己。

当你欣赏和感谢自己的时候，请试着更深入一些。

首先，去欣赏和感谢你做到的所有的事情，特别是你为别人做的。

再欣赏你过往所有的经历，无论是好的经历，还是不那么美好的经历，只管去欣赏它们。

请注意，我并没有请你去喜欢它们，只是请你去欣赏它们。

你可以不喜欢一段经历，但是你可以欣赏那段经历给你带来的礼物。

然后，你为“你是谁”——你生命最本质的光芒——而欣赏自己！

这个过程很重要，几乎是你人生中最重要的事情！

欣赏与感谢你自己，你如此美好，你如此特殊，你这么独特，你是值得的！

你为“你是谁”而欣赏与感谢！

尝试一下，不是在头脑中感知这份感谢，而是用心去体会这份感谢。

如果你能从心底深处欣赏与感谢自己，那你一定能够体会到这份欣赏与感谢带来的内在能量的改变。

你可能更平和，更冷静，更放松，更有希望！

请留意你的能量，我欣赏，我的生命本质，我的生命力！

看看你能否像庆祝你的生日一样，庆祝你的生命！

联结心，联结爱

请留意自己的呼吸，与自己的身体确认一下，看看此刻你的身体在说什么、体验到什么，有什么感受。

留意自己的心脏，你能否感觉到自己的心跳?

尝试把注意力聚焦在你的心脏，你的心每时每刻都会跳动。

此刻，你可以先欣赏你的这颗心，它通过每时每刻的跳动，把血液输送到你身体的各处。

这真的是一个非同凡响的功能。

你能否就留在当下，慢下来、慢下来。

你会发现，心跳可以加快也可以变慢，去和你的身体、你的心联结。

它很重要，没了它你就没法生活在这个世界上。

心在另一个层面也非常重要，那就是“象征”。

你想跟某人说你爱他，可能你就会画一颗“心”。

当你很伤心的时候，你可能会画一颗破碎的“心”。

心，是非常重要的一个象征，因为它能够去象征爱，代表爱。

也许你会留意到，你何时会感到悲伤，何时会害怕，何时会感到担忧。

当你的心卷入的时候，那会是一个非常美的度量表。

心是非常重要的，不管是在身体的层面，还是象征的层面。

此刻，去欣赏自己的心。

更好地去欣赏它、照顾它、倾听它，去跟它

联结。

然后，与自己的爱联结，你是如何爱自己的？

接纳自己、喜欢自己、照顾自己，对自己负起责任？

爱自己，不评判自己，不拒绝自己，不伤害自己，爱自己！

然后带着这份仁慈、兴趣，去爱别人。

不去贬低他们，也不抗拒他们，而是接纳他们。

同时，你注意到，他们也爱你，以他们知道的最好的方式在爱你，

去发现这一点，接纳这一点，不拒绝，也不怀疑。

爱自己，爱别人，接受别人的爱。

联结自己的心，也联结自己的爱，你的能量会有所改变。

带着这份体验，慢慢地睁开眼睛，开始你新一天的生活。

从感谢到欣赏到感恩

今天，我们体验三种不同的能量。

首先是感谢，感谢你自己，也去感谢别人。

然后是欣赏，欣赏比感谢更深入，从呼吸到生命，你可以去欣赏的有很多很多。

试着用欣赏填满自己的心房！

然后，我们要再深入一些，我们想要去体验到一份感恩。

感恩是来自“心”的。

感恩，好像是双倍的欣赏，比欣赏来得更深入，更强烈，那是来自你的生命力，来自你生命层面的感恩。

此刻你能否体验到呢?

我希望你能够对自己的生命感恩。

或许你能够感受到这个层面的能量，有时候感恩与爱是如影随形的，包括接纳、关心、欣赏、爱……这些都是如影随形的。

看看是否有一些什么，能让你感受到这份感恩?

当触碰到这三个不同层次的能量的时候，觉察一下，你的内心有什么波动?

活在感恩里

请大家合上双眼，这里非常安全，非常美好。

今天，我们来欣赏与感谢自己。

留意你的呼吸，留意你的身体，观照你的身体此刻正在说什么。

第一，是欣赏和感谢你的生命。

第二，是欣赏和感谢你的父母，是他们给予了你生命。

也许，你的父母并没有做得很完美，也许他们曾让你失望。

也许，在过去的人生中，他们曾让你感到

委屈。

可是，是他们开启了你，开启了你生命。

我们要欣赏和感谢他们。

第三，请你欣赏和感谢你自己。

你是独特的，你是特别的，你是有价值的。

欣赏和感谢你自己的一切，再看看别处，看看你是否还可以欣赏和感谢其他的人。

如果你处在婚姻中，也请你欣赏和感谢你的伴侣，无论他是怎样的人。

如果你已经有了孩子，也请给他们一些欣赏和感谢，他们来到你的生命中，丰富了你的生命。

你的朋友们，你知道他们不是完美的，你会如何欣赏和感谢他们呢。

也许你很幸运，也许你没那么幸运，可是你知道，你是被祝福的。

去欣赏和感谢从宇宙而来的这份祝福，宇宙在祝福你。

有些人得到的多些，有些人得到的少一些，但我们所有人都是被宇宙祝福的。

在成长的过程中，我们首先要学习接纳，然后要学习欣赏和感谢，还要学习更远的，那叫作感恩。

感恩是来自于你的内心的，看看你是否能感受到那份感恩。

感恩可以把爱包纳其中，看看你是否能够做到这个，若能感受到那份感恩，那会是一种非常美好的感受。

请你把所有的感知带进来，感受那份感恩。

你对自己感恩，“我是一个有价值的人，我是可爱的，我是被祝福的，我是如此感恩。”

“我这样独特地彰显我的生命能量，我如此荣幸地在自己身上显现这些能量。”“对他人、对我的工作，我都充满了感恩。”

带着这份感恩，为自己许下一个承诺：“我愿意幸福快乐！”

如果有什么阻挡了你的幸福快乐，那么，就去觉察、发现那些阻碍，然后改变它！

接下来，给自己三十秒的时间，停留在这份感恩里。

欣赏与感谢的练习

请你合上双眼，把内在的觉知带到你的呼吸上来，看一看，这一刻你的内在发生着什么呢？

有没有一些美好的事情，正等待着你的发现、承认与认可？

比如，美丽的阳光，清晰的天空。

比如，你正处在一个非常安全的环境，有很多可爱的朋友。

你是否能欣赏与感谢你所处的环境？

你是否能够欣赏与感谢外在发生的？

你能否欣赏与感谢生命中的那些人，你的家

人，你的朋友？

今天，我们来做这个欣赏与感谢的练习，去发现更多美好，并表达欣赏与感谢。

首先，我们的练习是欣赏与感谢你自己。

也许你可以给自己一些原因，一些理由。

关于你自己，哪些部分是你想要去欣赏与感谢的？

你是否会欣赏你的角色？

可能你是一个女儿，作为一个女儿，你是否会欣赏自己？

你也是一位母亲，你是否欣赏你作为母亲所做的？

你是某人的太太或者先生，你是别人最好的朋友……

就让我们先来欣赏你自己所担任的这些角色，看到他们，去欣赏吧。

也许你在这些角色中有些遗憾，那也很好，你知道自己可以做得更好。

然后，再来欣赏你的品质。

试着找到十种可以让自己去欣赏与感谢的品质。

也许你欣赏自己的幽默感，欣赏自己的慷慨大方，欣赏自己的宽容，欣赏自己的勇敢……

给自己一点时间做这个练习——“我欣赏自己的是……”。

就像你由衷地欣赏别人那样。

然后，我们再看看你获得的成就。

你欣赏自己所获得的哪些成就呢？

也许，你可以找到至少一百种品质、成就、技能，去欣赏它们！

再来看看我们的关系，在关系里面，谁是你最想要去欣赏的人？

也许你可以列一个长长的清单，“我欣赏这位男士的是，我欣赏这位女士的是……”。

发自内心去欣赏你身边的这些人。

看看你是否可以找到至少10个人，是可以去欣赏与感谢的！

这些人可能包含了你的父亲母亲，也许有一些是陌生人，总之，去欣赏他们！

如果，我们再扩展，扩展到这个广阔的世界。

你如何去欣赏你周边的环境、欣赏这个世界？

在你所居住的城市里，你欣赏什么呢？

对你的国家，对周边的环境、对现在的天气你会欣赏些什么呢？

当你在欣赏的时候，你的感受如何？

体验这一份来自内在的欣赏与感谢。

若你能欣赏与感谢，也能体验到你在欣赏与感谢的话，你就会留意到你的内在正在发生些什么。

保持你内在的觉知，让身体和内在体验这份欣赏与感谢的能量。

你是否允许自己拓展自己的欣赏，把更多的欣赏带给更多的人、事、物。

你的生命能量就这样被你用独特的方式自然地呈现了出来。

深深地吸一口气，准备好，就可以睁开眼睛了。

欣赏生命、感恩父母

此刻，我们一起来做一项巨大的工作，一起来欣赏自己的生命。

这是一个很大的跨越，让我们直接跨越到那儿，欣赏自己的生命。

你如何欣赏自己的生命呢?

也许你可以感谢自己的父母，因为你的出生要归功于他们。

也许他们曾让你失望，打过你、让你受过委屈，但是，他们给了你生命，再没有其他人可以为你这样做。

所以，一方面你可能会感到痛苦，另一方面，你可以去欣赏、可以去感恩。

所以别那么顽固，以往我们只是害怕或者愤怒，今天，让我们来感谢一下他们。

因为现在和以往不同，现在，是你为你的生命负起责任。

当你为自己的生命负起责任，你就获得了自由。

从过去负面的影响中解脱，从而得以自由。

你可以跟你的父母联结，并不一定要在现实生活中马上这么做，你可以先从内心深处跟他们产生联结。

让我们一起来欣赏生命，带着感恩，去欣赏、去感激生命。

你的生命是非常的复杂的，也是非常殊胜的。

你是一个很好的抉择者，你选择幸福，无论发生了什么。

无论内在发生了什么，无论外在又发生了什么，你都想要幸福!

因为这是你的选择，你有能力为自己做出这样的选择!

继续闭上眼睛，只跟自己在一起。

再一次看看自己的身体在说些什么?

你的感受又是什么?你在想些什么?

再一次确认自己的呼吸，呼吸永不停止，它会回到循环的最开始，然后再一次发生，它是深远的、缓慢的。

好，现在大家可以慢慢地睁开眼睛。

欣赏与道歉

此刻，请与自己的身体确认一下，呼吸，慢下来，看看你今天是否能够改变自己的呼吸。

呼吸，慢下来，缓慢而深远……

有意识地去调整自己的呼吸，缓慢而深长，让这股气息直达你的丹田，让自己在这个深长的呼吸节奏中持续一分钟，体验它。

当你呼吸时，留意你的身体，留意它体验到了什么？

身体是感到凉，还是暖，是很紧张，还是很放松，是喜悦，还是有一些害怕？你的身体有很多的可能性，留意今天它所传递的信息。

然后请你欣赏自己的身体并且向它道歉。

为什么要向身体道歉呢？你又需要欣赏些什么呢？

比如，你的身体为你做了这么多，你可以欣赏它。

除此之外，你还可以欣赏什么呢？

让自己去发现关于你自己的所有值得欣赏的部分，关于你自己、你的关系、你的外在，为你的欣赏列出一个清单来。

说到道歉，也许，你吃饭很快，没有顾及身体的感受，你想要为此道歉。

也许你经常熬夜，让身体很疲惫，想要向身体道歉。

你还为什么道歉呢？

去发现关于自己的内在、外在、关系、情境中，想要道歉的部分。

为你的道歉列出一个清单，那会有些什么呢？

同时，觉察到，你可以同时欣赏，并且道歉。

在这个深长的呼吸中，为自己做这些事情，欣赏与道歉。

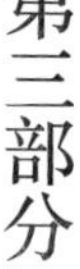

第三部分

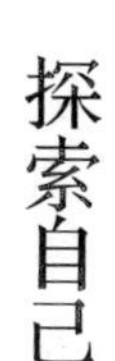

探索自己

从内在和谐到人际和睦

跟自己在一起，现在是只需跟自己在一起，尝

试与你的内在接触。

在萨提亚模式里面有一个很美的说法：“内在和谐。”

此刻，先来关注自己的内在。

你每天是如何体验自己的？

当你早上起床的时候，那一刻，你是否体验到祥和？

当你晚上躺下的时候，你是否也是处在一片祥和之中？

在日间的每个片刻，你是否处在祥和之中，在睡梦之中，你是否依然祥和。

请你去留意……

也许，你内心会有个声音说：“我不愿意看”或者“我害怕”或者“好无聊”，别着急逃走，只是去留意这个讯息，留意到这是个提醒，提醒你内在有个地方需要你的关注，你的内在需要你做一些工作才能达到和谐。

此刻，我们来探索一下关系，早年你有跟父母的关系，现在或者未来，你有跟伴侣的关系，这两种关系，有相同之处，也有相异之处。

我们彼此之间，有相同，也存在差异。过去，当我们面临差异时，也许冲突和战争就会上演。

国家与国家之间如此，人与人之间亦如是。

你或许已经被教导，要用惯常的方式面对和处理关系中的差异。

而所谓的人际和谐，并非说你有责任，而是说你拥有这样的能力。

你是非常有能力去创造人际和谐的。

通过学习，你可以学到如何能够达到人际和谐。

你会发现，当你能够了解自己、爱自己，接纳自己、欣赏自己，当你能够与自己很好地相处，就很容易达到那份内在和谐。

当你的内在拥有更多的和谐，你就会更加信任自己，更少地要求别人。

你越能相信自己和他人，你就越有能力付出爱。

对别人多一点爱，就会少一些恐惧，增进一份联结，这就是从内在和谐到人际和谐的秘密。

再下一个阶段就是“宇宙间的和谐”。

无论是在你的小家庭里，还是在你的整个人生中曾产生的和将要产生的关系里，和谐，是可以涵盖所有的。

今天，看看你能不能再一次与自己的内在接触，找到自己的和谐与喜悦，用接下来三十秒的时间，去享受自己的生命……

好，现在欢迎你回来，睁开眼睛，四处环顾一下。

和自己的关系

我们都活在关系里，与过去的、未来的关系里，活在与环境、情境的关系里，也活在与他人的关系里。

在所有的关系中，最重要的，是你跟自己的关系。

你跟自己的关系如何呢?

我最关心的是你如何关爱自己，如何看待自己。

你是成功的，有爱的，开心的?还是悲惨的，不开心的，生气的?

你想让自己生活得更加幸福，更加平静，更舒适，更友爱。

而这些幸福需要你自己来负责！

首先，你要去修复和自己的关系，和过去的关系。

在你的内在找到一些幸福、希望，而不仅仅是痛苦、悲伤。

找到一些幸福，如果过去找不到，那就去创造一些。

你可以做决定，你可以决定你要幸福，并去实现幸福。

你是否可以跟自己说，你是有价值的，你是独一无二的，同时与他人又是那么的相似。

你能否可以跟自己说，你是可爱的，然后去体验你所说的。

当你这样说的时候，你的脸上可能会浮现出笑容。

是的，你体验到了。

就这样想想自己，你是可爱的，你是被爱的，同时也是爱自己的。

你在自己的眼里是可爱的，而不仅仅是在妈妈的眼里才可爱。

你是自己最好的朋友，你可以闪耀生命的光芒。

你不需要去否定自己的悲伤，失望，你可以承认它们。

是的，我就是这样感觉的，但那并不是我。

我的感觉是一方面，我这个人又是另一方面。

我的感觉只是我的感觉，我这个人拥有很多的感觉。

我是美的，我只是体验到痛苦。

我是值得被爱的，我只是体验到失望。

看看你能否区分开自己的体验和自己这个人。

然后去改变这个体验，让它变得更加美好。

今天，带着好奇来看看你跟自己的关系。

为自己负责，为自己的生命增加一点色彩，

给自己三十秒钟的时间，来看看自己……

你如何体验自己

找一个舒服的地方，放松地坐着，合上双眼，

觉察自己的呼吸，透过呼吸，你进入自己的内在。

你的内在发生了什么呢?

可能，你会感到一些平静，或者，你可能感到一些急迫，那说明，你需要让自己的生命更平和，你需要与自己的生命产生更深的联结，你需要更敏锐地觉察。

带着更高的觉察，你可以更好奇；更好奇，于是更接纳；更接纳，于是更有爱。

你现在怎样体验自己呢?

当你在体验自己的时候，你看见了什么?

你是谁？你想要什么？你能否满足自己的渴望，让自己可以更负责、更开心、更和谐？

让自己可以在这个世界上闪闪发亮！

是的，你是存在的一部分，你本身就是珍宝，本身就可以闪耀。

看今天你能否让自己安处在这种状态里，无论是跟自己，还是跟别人在一起，都能欣赏，庆祝，体验到一些喜悦——生命的喜悦。

这样，你就拥有一个更圆融的关系，跟自己，跟他人，跟过去。

你的过去不再对你有那么大的影响，过去对你来说就只是记忆，也许是美丽的记忆，也许是忧伤的记忆，但对你来说不再是负担。

你与过去的关系是中性的，或者是正向的。

在三十秒的时间里，享受自己。

然后，深深地吸一口气，就可以睁开眼睛，看看四周。

觉察自己的内在

请你坐直、脊柱伸直，然后把你的双脚稳稳地放在地面上。

请合上双眼，把注意力放在呼吸上。

进入你的内在，进入内在那个平静、和谐的地方。

也许那是个非常安静的地方，非常的宁静。

也去留意一下你的头脑是多么的忙碌，正在一刻不停地说话。

尝试让你的大脑慢下来，与你自己待在一起。

在你内在那个宁静的地方，和自己独处，去欣赏自己。

现在，我们一起来探索你的内在。

你内在像一座冰山一样，有很多层面、互相影响。

而且，比你看到的要多得多！

你会对自己的行为负起责任来吗？

你有那么多的感受，你能发现它们吗？

你如何掌管自己的感受呢？

你的内在有很多想法，像天空中的云朵，飘来又飘去。

你如何掌管你的想法呢？

你会很理性地对待自己吗？

你有很多很多的期待，你都如何照顾自己的期待呢？

在你内在的深处，有很多的渴望，好像花儿需要阳光水分一样。

你如何满足自己内在的渴望呢？

还是常常需要别人来浇灌你？

你可以让自己活在内在深处的生命力里面吗？

你内在的各个层面是如何互相适应的呢？

你在冰山的哪些层面显得强壮而有力量，哪些层面却比较薄弱呢？

每一天你都花时间去呼吸和成长。

每一天你都会有自己的感受，每天都会去思考。

而这一切是如何互相适应和协调的呢？

你可否对自己多一点好奇，带着发现的眼光，跟自己待在一起，多待一会儿。

在内在的宁静中，觉察你在哪里。

你能否觉察这个房间，觉察你的身体状况，觉察此时此刻你的感受是怎样的，也觉察你有什么样的思绪……

觉察你的生命能量状态是怎样的……

看看自己可以多么深入地觉察。

让我们花三十秒的时间跟自己在一起，觉察你自己。

做几次深呼吸，然后慢慢地回到当下，睁开眼睛。

聆听你的信使

请让自己做好准备，身体坐直，合上双眼，然后把注意力放在自己的呼吸上。

今天，我们从欣赏自己开始，去欣赏你自己，你可以找到很多的理由来欣赏，看你可不可以找到十件事，是你可以欣赏自己的！

同时觉察当你欣赏自己时，你的内在发生了什么。

觉察的同时，我邀请你来关注生活中那些不那么美好的经历，那些负面的感受。

你知道，内在成长的历程中，疗愈自己是不可或缺的部分，在疗愈自己之前，首要的是能够敞开自己，让伤痛有机会浮现出来。

一直以来，你可能都想要回避伤痛的感觉，压抑它们。

今天，我们从不同的视角来重新认识一下它们。

当过去深深埋藏的东西浮出水面，你可能会因为伤痛而感到害怕。

今天，你可以做的有所不同：接纳这个部分，欣赏这个部分。

欣赏你自己终于有一个机会去成长，让一些伤痛浮出水面从而有机会得到疗愈。

所以，真诚地去欢迎这浮现出来的部分，哪怕你并不喜欢，甚至想逃。

比如，你的伤痛，你的恐惧，你的愤怒，欢迎它们。

它们都是你的信使，在给你送信。

欢迎它们，欢迎这个信使，聆听它们传送的

信息。

你可以对它们说，谢谢你把信息送给我。

然后，你可以做出决定："你们可以存在，并且为我服务，我不害怕你们。"

接着，你就可以改变过去的经验带给自己的影响和冲击。

今天，请你带着觉察，带着接纳，带着爱，去聆听你内在的信使，欣赏你的信使。

有了它们，你的生命会有机会变得不同。

花一点点时间与自己待在一起。

当你准备好的时候，请慢慢地睁开你的眼睛。

探索内在冰山

当你准备好的时候，请合上双眼。

我在萨提亚模式里面给大家发出的第一个邀请就是活在内在。

萨提亚模式里有一个非常美丽的比喻，那就是冰山，它可以帮助你进入内在。

什么叫内在呢？你会在内在发现很多的东西，很复杂。

作为一个成年人，你有责任来照顾自己的全部。

在身体层面你是个成年人，在大脑层面你是个成年人，希望你在灵性层面、情感层面也是个成年人。

我们一起来探索内在的冰山。

留意到，当你邀请自己合上双眼时，眼睛就这么做了；留意到，是你来掌管你的身体；留意到，你自己的呼吸，聚焦在呼吸上，并欣赏这一点。

你并不需要任何思考，身体就自然而然在呼吸。

留意你的身体，你的身体一直不断地跟你诉说。

如果你倾听它，留意它在说些什么？

你能否听到，有些人在累的时候、饿的时候才能听到的身体的呼唤？

如果你听得到，你是否能接纳？

也许你并不喜欢它所说的，可是你可以去接纳。

如果你能够接纳，那你就可以跟自己的身体交流。

告诉你的身体，你有多么地欣赏和感谢它。

你甚至可以询问："我有没有过度使用你？让你感觉不好？"

“哦，抱歉，我过度使用了你，有时候甚至虐待你，我很抱歉，我很遗憾，我对我的无知无觉和过度使用感到很遗憾。我承诺我会更好地照顾你……”

看看你能否做到这一点：更好地照顾自己的身体。

然后请你留意一下，内在的另一个部分：你的感受。

你现在的感受如何?

你可否了解，你此刻产生的某几种的感受?

请你记得，感受属于自己。

很多时候，你的感受掌控了你，但今天，你发现，感受像天上的云朵，来了又去。

而你，是那片天空，

你可以来掌管，掌管自己的感受。

然后，你可能还会有些想法，关于自己以及关于他人的。

这些想法有些变成了你人生的脚本，决定了你所做的和你所感受到的，甚至暗暗地决定了你人生的走向。

从现在起，你可以把这些想法完全收归己有吗？

不是让它们掌控你，而是你来掌管它们。

你会有一些期待，对自己的期待，对他人的期待，以及你认为他人如何期待你，有些期待形成了你自己内在的张力，以及你和他人之间的张力。

如何对待别人对你的期待，也是你面临的重要选择。

很多时候你希望别人来为你的期待负责，此刻，你可否做个决定，对自己的期待负起责任来，因为那是属于你的。

然后你的内在还有很多渴望，就像花儿需要土壤一样，你也需要很多爱、接纳、认可、意义、成就感，这都是你的渴望。

很多时候，你都从别人那里满足自己的渴望。

现在，更重要的是，你想要了解自己是谁，为自己负责，为自己的渴望负责，自己给予自己接纳、爱，自己满足自己的渴望。

在冰山的最底层，是你的生命能量，

去跟这个很美的生命能量连接，它会给予你喜悦，给予你平静，给予你幸福。

当你显化你的生命能量时，你就是活在当下。

这是你的天性，你可以活在这里，你可以成为它，然后去和世界上其他所有的一切分享，因为在这个层面，你和世界是联结在一起的。

我和你的相遇

当你准备好了，请合上双眼，进入内在。

跟你分享此时我的画面：你是可爱的，你是值得被爱的，你也是宇宙能量的一部分，你是独特的，你又是普通的。

如果你进入到更深的内在，你会找到这样一个空间，那就是你自己，你的名字也在那里。

你是独特的，你是宇宙的一部分，你正在为这个宇宙送上一份礼物。

感受一下这份体验，你是这整个宇宙的一部分，看看这体验是否可以让你和我有更多的联结，或是让你和他人的联结越来越紧密。

你可以在这个层面联结，是因为我们正在成长着，像宇宙在延展着，我们也在延展着。

就在内在深处，发着光，闪耀你的能量！

你愿意去帮助他人，因为他人也是你的一部分，你们联结在一起。

萨提亚女士曾经说过，内在和谐、人际和睦，我们拥有祥和与爱。

你能否让自己去体验这份联结，不仅仅是知道，也不仅仅是喜欢，而是真正地去体验到这份联结。

请你思考一下，在现有的基础上，你还可以为自己增添些什么，让你可以成为更明亮的光芒，更闪耀的一颗星，更幸福、快乐的一个人。

在这样的成长旅途中，你和我都是被首选的，用这样的方式，我遇见了你，你遇见了我，我们互相遇见了，你是否能感受到这份特权？

你的内在升起一份感恩和祝福，是为你的生命之光。

现在，检查一下，你的身体发生了些什么，是流泪了还是带着一抹微笑，检查一下，并感激它。

为自己调频

找一个舒服的地方放松地坐着，合上你的双眼，开始觉察你的呼吸。

透过一呼一吸，你进入自己的内在，去留意在你的内在发生了什么。

你是否可以为自己调频呢?

看你是不是可以自己调节到和谐的状态。

有的时候，当你尝试要穿越一个黑色的森林，你却把自己融入了这个森林。

这个黑色的森林，可能是悲伤、孤独、害怕。

其实，你需要的，只是经过它，穿越这份体

验，穿越这个压力。

你不是那片森林，你只是要经过它。

你不是悲伤、孤独、害怕，你只是在体验并且穿越他们。

你不断地调频，然后，你就能去到内在那个和谐一致的地方。

如果你无法体验那份和谐，或者说有什么挡住了路，请你留意，是什么阻碍了你呢?

发现这些，你就可以移除那些阻碍你的东西，去修复，让自己更加和谐。

可惜的是，大多数的人，现在都找不到那个地方。

试试看你能否调节自己，在内在找到这样的地方。在那里，你觉得宁静，你觉得和谐，你觉得幸福!

那是你的家，你需要做的就是去接纳、欣赏和感谢。

此刻，我邀请你：回家吧!

爱自己

请以一个舒服的姿势坐下来，把注意力放在呼吸上。

今天，请你改变自己的呼吸。

让呼吸慢下来，更加的深入，更加的慢。

慢慢地深呼吸，让你自己慢下来，不需要任何的压力。

好，首先请开始对自己的觉察，去觉察你身体的感觉。

去觉察你的思绪和念头，觉察你的感受。

去觉察你身体的温度，你的声音。

去觉察你周围的环境，你所在的这个地方，能量状态是怎样的。

去觉察这一切。

然后，让自己进入到一个欣赏与感谢的状态。

你会欣赏与感谢些什么呢，看看你能不能找出五十件值得欣赏与感谢的事？

你的数字可以再增加，你欣赏你自己，你也欣赏其他的人。

你在欣赏一些事情，也欣赏你的生命。

在你的生命中，你不能改变曾经发生过的事情，但是你可以改变这些事情对你的影响。

就像在修理房子一样，你能否也欣赏这些过往？

修理房子的同时，去播种一些新的植物，让它们在你的花园中成长。

让自己进入更和谐的状态。

现在，把焦点放在爱上面。

看看爱对你来说意味着什么。

关于爱这个概念，看看你可以进入到多么深的深度。

爱我自己，爱其他的人，跟宇宙的爱去做联结。

最深的爱，是来自宇宙的爱，那意味着你跟所有的一切都是和谐的。

今天，给自己一个机会，去表达你的爱。

你可以用很多的方式表达你的关心、联结、接纳。

你可以跟人靠近，触碰他们，或者为他们做一些事情。

有很多的方式去做，去爱别人。

在接下来的一分钟里，看看你是否能够用更敞开的方式，更大方的、更多地去表达你的爱。

同时，请留意，在你向别人表达爱之前，要让自己先做好准备。

首先，让自己是和谐一致的，才能真的爱别人。

所以，从你开始，从你爱自己开始。

我问你一个简单的问题，你爱你自己吗？

有人可能回答说是的。

那你爱自己有多深入？你爱自己是有条件的吗？

因为成功了你才会爱自己吗？如果你失败了呢？

爱自己，这是一个很大的问题，是每个人必修的功课。

今天，无条件地爱自己，接纳自己，不关乎你做了什么，而是因为，你就是美丽的生命。

在接下来的三十秒的时间里面，和自己在一起，请你对自己做任何你想做的事情。

当你准备好的时候，可以睁开你的眼睛。

对自己慷慨

慷慨的意思是接纳和关爱。

我的第一个请求是请你对自己慷慨。

你可以接纳，保持友善，这就是慷慨。

在你的成长过程中，有谁对你慷慨？

那种感受是怎样的呢？

此刻，去回顾那个经历，并体验被人慷慨对待的感受……

在过去的时光中，你对谁是慷慨的？

你可否回忆一下，你是如何慷慨的？

关于慷慨，更多的是他人对你，还是你对他人？

你对此有什么新的发现?

你对自己有多慷慨呢?

在多大程度上，你能够让自己开心呢?

评估一下，你是如何做到慷慨的呢?

请注意，讨好并非慷慨。

慷慨是发自内心的，是我们生命的能量。

你对自己的慷慨了解多少?

关于你的慷慨，你是否满足?

如果你想要再多一点慷慨，要对谁更慷慨呢?

在这里，我有个提醒，那就是更加的友善一些，不去评判，而是更多接纳，哪怕是之前自己不够慷慨，都可以更友善地接纳，然后才是改变。

让你生命中的每一个部分都带着慷慨，不去评判自己，而只是评估自己。

这样你就可以提升，可以和你自己更亲近。

我们再往前走一步，看看你是否可以宽恕。

当你没有那么慷慨的时候，你是否可以对自己慷慨，同时原谅自己。

原谅你的妈妈，原谅你的爸爸，原谅你的伴侣，同时，原谅你自己。

当你完成了原谅、宽恕，你也就准备好了要去彰显你自己。

你是否愿意彰显自己的生命能量，你是否愿意去慷慨?

我欣赏与感谢你，我希望你也欣赏与感谢自己。

我接纳你，我希望你也能够接纳自己。

现在，就和自己待在一起，不需要做任何工作，只是去倾听一下心跳之间，或者是两个词之间的空隙。

如果你能听到那份宁静，那是很大的力量，

给你三十秒，看看你是否能倾听到宁静。

回家

若你坐好了，就请合上双眼，将注意力转移到你的呼吸上。也请你坐直，让你的脊柱挺直，就好像你头顶有一根细线，轻轻地往上拉你坐一样，这样你的能量就可以在全身流动。

同时留意到，透过呼吸持续地放松，也会帮助你的能量流动。

这样，你在冥想中就能更敏锐地觉察。

好，进入你的内在，在那里找到你的生命能量。

回家，回家，回到内在的家。

当你回家的时候，你会有些发现。

通常，你会发现一些宁静和祥和。

而有时，你会发现，家是正在开一个疯狂的派对，所有的东西，都在混乱当中。

看看你在里面发现了哪些面孔？

看看你是不是可以看到宁静、祥和？

看看你今天是否愿意由我引领你回家。

有时，要去那个平和的方向，是很困难的。

你想去哪儿呢？或者你还在想着昨天，还想着别的事情。

那么，你的选择是什么呢？

哪怕你还没有回归宁静，你都可以做出选择：你要带着宁静回家。

回家以后，一个层面的发现是宁静，而另外一个层面的发现则是喜悦。

你是不是可以找到更多喜悦。

喜悦是另一个层面的能量，是更高层级的能量。

还有一个更高的能量是祝福，喜悦地祝福。

然后，你就可以把内在的喜悦、祝福、宁静带到你外在的生活中。

如果你是一个母亲，你可以把这股能量带给你的孩子；

如果你是一个丈夫，你可以把这股能量带给你的太太；

如果你是一个治疗师，你可以把这股能量带到工作中。

而这一切都是由你在掌管，你是自己的主人、领袖。

你可以成长，给自己多一点珍视，你很重要，你有能力，你很珍贵！

然后，再看看有什么在阻碍你回到自己的家。

倾听你自己内在的陈年老歌："我不开心，我很愤怒，我害怕，我不舒服，我不够好……"

这些老歌还在影响你吗？

也许你可以给自己重新编一首新歌："我是独

特的，我是特别的，我是值得被爱的，我是宇宙能量的彰显。”

今天，就去体验你自己，你真的很美好，倾听一下你的新歌，你真美好！

我希望你能够经常回家。

回家，就是你如何在内在体验自己，

如果有些什么在阻碍着你，你可以选择修复。

如果你有客人来，你可以在自己的家里欢迎他们，你可以和你的客人在内在有很好的联结，你也可以和你的客人分享你内在的宁静、祥和与喜悦。

此刻，给自己，发送一条信息，一条关于欣赏与感谢的信息。

给自己多一点时间，在这儿，在你的家里。

未来，你自己也可以回家，你自己也可以做到。

当你准备好了，请慢慢地睁开你的眼睛，慢慢地四处看一下……

发现你的好笑

现在，合上双眼，想象你在看着一面镜子，你

看到了自己，然后呢？

这一次，你尝试在镜子里发现，自己是多么的好笑。

你是如此好笑的一个人。

花几分钟去试一下，去看这面镜子，你可以把右手举在面前，面对着掌心，想象这只手就是一面镜子，在镜子前看一下自己。

自己看起来是多么的好笑：一个鼻子，两只眼睛，一张嘴巴。

太好笑了！

你能否看到自己好笑的那个部分。

有时，我们是这么的好笑，却把所有的事情看得那么严肃。

哦，早上我把牛奶打翻了，我非常沮丧……

这太好笑了！

我找不到鞋子，我很烦恼……

这太好笑了！

我喝了一口水，太冷了，然后我就很不开心……

这太好笑了！

这就是我们身上好笑的那个部分。

但是，你可能压根就笑不出来，因为你太严肃了，阻碍你发现好笑的部分。

而当我去看自己的时候，我觉得挺好笑的。

太好笑了，所以我就很开心！

我也想让大家都看到，其实我们也是很好笑的。

接下来，放下你的“镜子”，进入内在。

在你的内在，去找到你的美丽，你的珍宝，你闪闪发光的能量。

你能否可以找到这个珍宝，你内在最珍贵的宝贝。

留意自己的呼吸。

留意自己的呼吸变得更缓慢，更平静。

是的，你是珍宝，你是有意义的，你闪闪发光，带来喜悦，非常的美。

今天，也许你可以承诺：“我会继续视自己如珍宝，我是有价值的！”

“我是有意义的，我可以持续成长。”

看看你能否承认，在某个层面上，我们是一个笑话；而在另一个层面上，我们是宇宙的一部分，宇宙的能量。

很复杂，你可以慢慢去认识自己，了解自己是谁。

宁静

进入内在，跟自己联结。

我们有各种各样的体验，就在这个当下，请体验你自己。

当你内在所有的一切都处在和谐之中，你可能会感觉到一份宁静。

此刻，你是否乐意去倾听这一份宁静？

有些人会说，我很忙呀！

是的，很少有人能安静下来，人们没有时间来进入宁静。

今天，请给自己这样一个机会，就处在这一片如如不动当中，聆听，你的心在跳，听你的心跳声，在前后的心跳之间，发生了什么?

或许，你可以听到心跳与心跳之间，有一个短暂的停顿。

就是在这停顿之时，你的心得以休息，得以保持宁静。

你能否让自己去体验到这一份心跳之间的宁静。

很多人太久没有听过自己，更无法倾听那份宁静。

今天，请你去感觉一下，用一种不同的心态，去倾听这份宁静。

在你的心里，在你的头脑中，跟这一份宁静联结。

你会感觉平静与祥和。

花几秒钟的时间，来享受这个片刻。

把其他的声音，内在的或外在的，都放一边，让自己沉静下来。

你有没有发现，我所说的这些话当中，在上一句和下一句之间，也有一份宁静。

你能否在字里行间，听到这一份宁静?

你是否能够在你所在的房间里感到宁静，就像是曾经经历了一个小风暴，风慢慢停下来，慢慢重归平静。

你可以去想象，也可以体验到它。

然后，你臣服于自己的宁静。

接下来的三十秒，和自己的宁静待在一起。

掌管自己的想法

请合上双眼，留意你的呼吸。

好奇一下自己，此刻你的内在发生了些什么？

请把注意力聚焦在你的想法上，观察你此刻的念头。

你，正在想什么？你的念头正在此时此地吗？

你一定会发现，要管理自己的念头是很困难的事情。

我们常常把“自己所想的”与“我们自己”两者混为一谈。

去留意，你是否常常活在想法里。

你能否意识到，想法是属于你的，你可否只是去观照它。

我把想法当作是云彩，它来了又去，它来无影去无踪。

在萨提亚模式里，我们倡导这样的理念：你能够更好地主宰你的念头和想法。

你可以去观察它，管理它，一切由你来做主！

这是个多么有趣的想法呀。

更为深入地了解想法，会触及你的信念、价值观，很多时候，是这两者去管理你的想法。

你思考，同时用信念和价值观来评判，这样你就变得非常辛苦，内在有不同的声音在争论、甚至打架。

现在，我请你对自己的想法有更多的觉察、更多的掌控。

这样你就可以对想法负起责任来。

我想请你去思考，你如何能够掌管呢？

看看你是否可以有这样的想法："我是可爱的，我足够好，我是负责任的"。

只是去想一想，练习一下，"我喜欢人们"。

想一想，"我享受自己的生命"。

想一想，"我将会对自己更加负责"。

想一想，"我是可爱的"。

没有别的，只是去想想这些。

"我可以为这个世界做贡献"，这个想法怎么样？

发自内心地想一想："我享受生命"。

"我是可爱的，我喜欢自己，我爱自己"，就像这样尝试一下。

你会发现，你有很多很多的想法，其中大部分是自动化的、无意识的。

想要更好地掌管想法，对于我们每个人而言，都是非常棒的挑战。

因为，你创造自己的想法，想法又变成了

事实。

而你正在做的，正是把变化带到内心里来。

接下来的三十秒，就和自己的想法在一起，并发现一些不同的体会。

成为自己

静心冥想的意思，是指进入自己的内在，归于中心，进入自己的生命能量。

当你们准备好的时候，请合上双眼，准备好进入内在。

今天，我邀请你做的第一件事情，是欣赏自己。

进入你的内在，接纳自己，喜欢自己，欣赏自己。

我的问题是，你将怎样度过你的一生呢?

我不是说你这一生要做些什么，而是你要用什么方式来度过你的一生。

是有意义的，还是相反？

或者，是像一只猫一样不断地追逐自己的尾巴？

或者是有爱的？

你将怎样度过你的一生？

你生命的意义在哪儿？

你将会对这个世界贡献些什么？

还是，你仅仅是一个角色？

一个职员、一个老板、一个母亲、一个丈夫，一个女儿……

这都只是角色，而你是谁？

如果你只是在角色中度过你的一生，

那你就没有时间来成为自己了。

如何能够成为自己呢？

做你自己意味着和你的生命和谐共处。

做你自己意味着和你的生命能量和谐共处！

我们通常称之为和谐，或者称之为步调一致。

倾听自己，在你内在的深处。

你听到自己的宁静，找到那份宁静的感觉，那就是属于你的和谐。

接下来的三十秒，请你在内在深处，体验你的和谐，享受这份和谐，成为你自己。

享受自己

请你合上双眼，留意自己的呼吸。

首先，来检查一下自己身体的感觉。

对大多数人来说，了解自己身体的感觉是最困难的。

把你的注意力带到你身体内在的感知上来。

先从你的双脚开始，双脚有什么感觉，你留意到了什么?

注意力来到双腿，双腿有什么感觉，你留意到了什么?

注意力来到臀部，臀部有什么感觉，你又留意到了些什么？

还有你的胃部，胃有什么感觉，你留意到了些什么？

还有你的心，有些人能听到自己的心，那里有什么感受？

还有你的呼吸，你的肩膀，你在这里有什么发现吗？

注意力来到你的脸，这里的感受如何？

你身体的感受是什么？你身体感知到的是什么？

现在，我们从身体来到内心，来看看自己心里的感受，心里的感受也是在内在的。

你体验到的是喜悦、兴奋、迷茫、还是不耐烦、评判、害怕？

这些都是感受。

可能还会有愤怒，恐惧，压力，它们也在身体里。

你觉察了身体，觉察了内在感受，你的内在还有什么呢？

还有念头，像天上的云，来又去，念头会到处游走，从这里到那里。

很多人擅长留住自己的念头，尤其是那些让自己不开心的念头。

你是否观照过自己的念头呢？

当我在观照自己的念头的时候，我意识到：它自己会来，又会去。

是你掌管自己的念头，还是念头掌管你？

你可以掌管自己，掌管你心里的感受、身体的感受和你的念头。

然后你可能会问，内在还有别的吗？

还有更为深入的东西，叫作能量。

你接触自己的能量，然后会发现，你是很美的，你就是生命的能量，你是有价值的。

你是否能够享受，你这个人！

你是否能享受，你将要成为的这个人！

享受“你这个人”以及“你将要成为的这个人”，同时去享受这两者。

就待在这里，待在这个享受的状态里。

当你准备好的时候，慢慢地睁开眼睛，向四周看一看。

生命，从机会中开始

一直以来，你都拥有很多机会，你有很多机会可以改善与自己的关系，很多机会掌管自己，为自己负责，很多机会创造一段新的关系，你，有没有把握这些机会呢?

当我回顾我的过去，发现我曾经也有很多的机会，我可能错失了其中的一些，我所能做的，就是把这份遗憾放下，否则，我会一直抱怨自己。

所以，在我的书桌上有这样一句话：“每一天，都从众多机会与可能性中开始！”

今天，也同往常一样，我们将拥有大量的机

会，有些机会看起来很小，哪怕只是一个微笑，一声招呼，一个欣赏，都会带来无限的可能。

我们拥有很多机会，让我们在每一分钟，都来经验自己的生命。

想要发现这些机会，需要我们对一些细小入微的事情有更多觉察。

今天，带着对机会的觉察，让你的生命，从这些机会中开始。

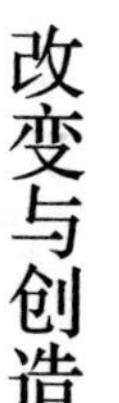

第四部分

改变与创造

向过去告别

找个地方舒服地坐下来，当你准备好的时候，

就可以闭上眼睛。

观照自己的内在，今天发生了什么？

今天，是你的第一天，过去的都已经过去了。

今天，是你余生的第一天，看看你所拥有的选择，你所拥有的很多可能性。

透过提升自己的觉察力，自己的选择力，你可以更有效地掌管自己的生命！

你想拥有幸福的人生，你可以选择幸福、可以选择成功。

同时，你可以选择告别，和痛苦告别，和悲伤告别，和愤怒告别，为自己的幸福和快乐负起责任。

还记得吗，当你还是小宝宝的时候，你要学习如何走路，有时，你想要爸爸妈妈背着你。

可是，现在作为成年人，没人能够背你，你也不愿意让任何人背你。

哪怕你脚部受伤，步履蹒跚，你可能也只是需要一根拐杖来帮助自己走路。

同样，在人生的道路中，你可能也需要一些人来支持、帮助自己，但没有人可以背着你走，他们只能帮助你，直到你渡过难关，可以自己行走。

你也知道，行走是你自己的工作、自己的责任。

今天，此刻，你正开始你余生的第一天，你可以在今天和过去告别，同时迎来新的人生。

现在，看看你能否更深入地欣赏你自己，你的生命能量，以及欣赏你辞旧迎新带来的兴奋、希望!

接下来的三十秒，和自己在一起。

然后，你可以慢慢地睁开眼睛。

从过往中走出，为生命负责

此刻，请你留意你的呼吸，在呼吸的同时，告诉自己："我是有价值的，我可以为自己负责，为自己的幸福快乐负责。"

是的，不管过往如何，你都有机会为自己负责。

你的内在有一个装载痛苦的房间，你慢慢长大，可是你的过去却与你形影不离。

曾经有一位老师经常批评你，所以你也学会了批评。

你的父母很刻薄，虽然你不喜欢，可是你也学会了刻薄。

这些过去的经历，至今还在影响你，阻碍你变得快乐和幸福。

今天，作为自己的主人，你可以去清理自己的痛苦，改变这些模式。

在这些痛苦面前，你通常有三个选择，你可以受苦，或者你选择睡觉，或者你改变。

受苦的意思是对痛苦有觉察，可是却还停留在那里。

睡觉，则是让自己昏昏睡去，让自己麻木、逃跑、躲避。

改变意味着要有觉察并且要成长，这是我们要做的！

今天，你可以做个决定，不再复制其他人的方式，不再让过往的伤害持续影响自己，让你自己的内在萦绕一些新的音乐，带着爱，带着接纳……

你要改变你的内在，为自己的生命做出一个新的决定。

第一个决定，你是一股独特的生命能量，你，是珍贵的。

第二个决定，你是有价值的，你可以被疗愈，你可以成长，你可以闪闪发光，可以彰显自己。

第三个决定，你活在当下，不是活在过去，也不担心未来，就只活在当下。

是的，这是你的生命，是你自己的决定，由你来掌管。

通常，我们等待别人，或者寻找领袖，让他们来为我们负起责任来。

现在，你是自己生命的领袖，你可以自己关爱自己，运用自己的资源。

你为自己的生命负责，创造你想要的生活！

创造自己的现实

请找到一个地方，让自己舒服地坐着。

身体毫不费力，自在地，和自己待一会儿。

请你合上美丽的双眼，专注在自己的一呼一吸上，在呼吸的波浪中，让自己慢慢沉静下来。

今天，我邀请你，和我一起去旅行，在自己的头脑中，创造一段美妙的旅程。

在你的头脑中，去创造一个这样的小岛，很安全，非常美丽，鸟语花香，郁郁葱葱，小溪潺潺流过，小鱼儿自由自在地游荡。

你在那儿，放松地，自在地，安全地，你可以坐着也可以躺着。

你享受这样一个人的时光，想待多久就可以待多久。

然后，你还可以带一个朋友和你一起去这个小岛。

可以是任意一个朋友，你最好的朋友或者你的家庭成员，你的爱人、孩子，或者一个陌生人，任意一个人。

只要你感觉跟他是有联结的，在生命能量层面的联结，你想要和他分享美丽的一天。

你就将他带上你的小岛，

在那里，你们一起玩、一起欣赏美景，一起说说话，分享彼此的能量。

可能是兴奋，或是喜悦，或是宁静，你自己决定。

想象一下，生命中的小岛，享受这可爱的小岛……

在那里再多停留三十秒……

现在，觉察你的身体发生了什么，你的能量有什么改变？

你在脑海里创造了一个虚构的旅程，却影响你的身体，改变你的能量。

你有没有发现，你的头脑是非常强大的，它可以创造画面，创造体验。

你可以透过想象，透过视觉化来体验，即使你并不真的在那儿。

你有这个能力，让这个美丽的体验发生，你可以创造自己的现实！

看看你是否意识到，每一天，你都在创造自己的现实。

知道了这一点，你就可以问自己：在你生命的每一刻，你是如何生活的呢？

你是活在过去，还是未来，还是当下？

也许，你决定创造你的幸福生活，幸福的现

实，基于你的智慧，基于你的爱，基于幸福快乐，来创造自己的现实。

最后，跟这个小岛说再见，然后，回到现实里。你随时都可以回到你的小岛，你记得那里的幸福宁静，同时，你也记得你随时都可以创造你在生活中想要的。

请你把刚才的体验放到你的记忆盒。

准备好的时候，你可以慢慢地睁开眼睛。

改变

合上双眼，进入自己的内在。

留意你的呼吸，欣赏你的呼吸。

此刻，外在的事情逐渐从你的世界中淡出。

你需要做的，只是去放松，去留意自己的内在发生了什么。

此刻，你有什么样的感受呢？

再将你的注意力放在思绪和念头上。

现在，有些什么样的念头浮现在脑海中呢？

今天，我们一起关注：改变。

改变，包括要修复一些东西，也包括成长。

我们想要把过去的伤痛放下，把它修复与转化，这样，你就可以完全地活在当下。

你可否欣赏自己到目前为止所走过的旅程，不带指责与评判，只有接纳，没有人是完美的，你不可能完美，就是接纳、如你所是地接纳、欣赏。

我有一幅画面要分享给你，你正在修理你的房子，同时，要在你的花园里做一些园艺工作。

你看，你可以改变，同时也可以去成长，去提升。

看看关于你自己，有什么是需要去修复的，又有什么是可以去成长的？

此刻，此生，你要去向哪里？

看一看你要去的那个方向，正向的方向……

在那样有限的无限中，让自己成长。

或者，你也可以去做一些增加和补充的工作，你可以增加这个部分："无论发生什么，我都愿意选择去幸福和快乐。"

“我很平和，我很慷慨大方，我带着很多爱。”

然后，你留意到你可以对自己大方，对自己关心。

你可以再增加一个部分：“我是这么独特，我是这么与众不同。”“同时我也喜欢别人，愿意与人联结和分享。”

最后，你再增加一样：“我是一颗闪亮的星星，是宇宙中闪闪发光的一部分。”“我是宇宙的一部分，我只需要去闪闪发光。”“我不需要去跟其他的星星比美，我就是我这颗星星。”

给自己一点点时间，去回顾一下你的这份体验，你的体验如何，你感受到了什么，学到了什么？

再做一次深呼吸，然后可以睁开眼睛。

如果可以，请和周围的人做一点点接触、联结。

给宇宙发送讯息

此刻，你那里的天气如何，有阳光吗？

有时候太阳在闪耀光芒，有时候太阳躲在云层后面，依然闪耀光芒，只是你看不到而已，它一直都在闪耀光芒，散发温暖！

我希望此刻，你和太阳做联结，不管你能否看到阳光，太阳在为你而闪耀，而你可以像太阳一样，给整个世界，带来喜悦，带来温暖……

你和太阳，是一直联结在一起的，你和宇宙也是如此。

看看你是不是可以给宇宙发送一些讯息，

你可以想象一下，你有一些讯息，把它发送到太空，你发送讯息给宇宙，也许宇宙正在倾听。

此刻，你有很多的讯息，去找到一个你想要发送的讯息，

然后，把它发送出去，送给宇宙。

这是种什么样的体验?

我想告诉你，其实你一直在向外界发送讯息，一直在!

你的能量，你的态度，你的表情，一直在向外界发送信息，以无意识的方式。

但此刻，跟平常不同了，因为你选择了你想要发送的讯息，然后发送给宇宙。

你可以有选择，有意识地选择你的讯息，选择你传递出来的能量，选择你的态度。

好，当你准备好的时候，请睁开眼睛。

存在，是你给世界最宝贵的礼物

当你准备好的时候，请合上美丽的双眼，专注在你的呼吸，呼吸是你与宇宙的纽带。

透过呼吸，你得到身体需要的氧气和能量。

伴随着这一呼一吸的波浪，你在与宇宙持续不断地互动着。

同时也在与自己的内在世界持续不断地互动着，让自己沉浸在这呼吸的波浪中，享受这股能量的互动，也允许呼吸把你带到更深沉的内在，你，让这一切自在地发生着……

在生命的旅程中，有个很重要的问题是：“我是谁”。

也许你透过学习和冥想，已经有了一些新的发现，

你生命中需要面对的所有议题，都在提醒你，向你呼唤，你是谁，你真的想要的是什么！

你可以借这个机会好好地欣赏、感激你自己，欣赏你的学习和发现。

今天，我们也许可以向前看远一点点，我带来一个新问题：“我可以为这个世界做出什么贡献呢？”

有时候，你可以在你扮演的角色里做出你的贡献，看看你的各种角色：你是一个女儿、你是一位母亲、你是一位父亲、你是一个领导者……

你扮演着各种各样的角色，你在你的角色里，为这个世界做出很多贡献。

然而，更加重要的是，作为一个“人”，一个生命，一个存在，你如何为这个世界做出贡献呢？

你带给这个世界的礼物是什么？

你有没有发现，你并不仅仅是活在这个世界上，你还是世界的一部分。

想象一下，假如你不存在，世界就少了一部分独特的能量，你的存在就是最大的贡献。

关于生命与爱，你是那个中心点！

同时，其他所有人都是这个世界的一部分，你在这个世界上，并不是孤单的。

我们用自己最独特的方式构成这个世界，同时我们又联结在一起。

我们每个人，每个生命，都用自己的存在，给这个世界送上了一份最宝贵的礼物！

此刻，请你送上自己的欣赏与感谢，为你自己的这个发现，也为你自己是世界的一部分。

也许你还可以去庆祝，庆祝你的存在，

从欣赏、感谢到庆祝，然后进入一个更高的能量层面：感恩。

接下来的三十秒，请跟你自己待一会儿，你可以非常智慧地用好这三十秒的时间。

慢慢地睁开你的眼睛。

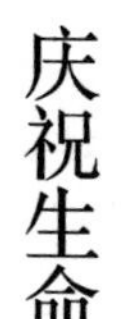

第五部分

庆祝生命

接纳

在这里，联结你的生命力，你是鲜活的，你是一股正向积极的能量，正推动着你向前进。

看看你是否可以找到这样一个地方，一个和谐的地方，一个快乐的地方。

留意此刻，你寻找到了什么?

是快乐的和谐，还是杂乱的噪音?

如果你听到内在的噪音，看看这次你能否把它关掉，或者不去听它。

我想邀请你听到那首宇宙之歌：“你是可爱的！你是独特的！你又是相同的！你是被接纳的！

你是和谐的！”过去，你可能有时感到内心和谐，有时，你可能又觉得没那么和谐。

应对压力，你可能会进入应激状态，去保护自己得以生存。

但是，根本而言，在你的本性上，在那个自然的层面，我们都是和谐的！

就在今天，我们要去体验它，体验越来越多的和谐，越来越多的一致。

去减少你曾经体验过的那些负面影响。

看一看，你是否享受这个片刻。

去选择一个词，也许是祥和，也许是和谐，也许是快乐幸福，也许就是爱。

去选择一个对于你而言最有意义的词，然后让自己去体验，让自己体验到这个词，并活在这个词表达的能量里。

此时此刻，你们自己是否可以做到这一点？

如果你做到了，我请你在脑海中选一个人出来，你感觉到和那个人很亲近，可能是你的朋友，或是你的家人，甚至可以是一个电影明星，总之，选择一个你真的想亲近的人。

现在就去想象一下，你的生命能量和他的生命能量在一起。

在能量上，你们联结在一起。

那是宇宙的爱，不是浪漫的爱，那是最容易的爱，因为那是事实，也是最困难的爱，最困难的部分就是“接纳”，“接纳”意味着就只是待在一起，用你存在的方式和你的生命力，以最本来的面目在一起。

此刻，保持真正的觉察，看看你的身体里发生了什么？去接纳它。

看看，我们的整个的世界，都可以用它们自己的方式，彼此联结。

此时此刻，和你自己待在一起，还有你选择的那个很亲近的人。

你们完全信任，你们拥有真诚的、纯粹的、拥有美好意图的、很美妙的关系。

我会给你三十秒钟的时间，就在那个体验中待一会儿。

与生命中最重要的人相遇

请你合上双眼，安稳地坐在椅子上，双脚稳稳地踩在大地上。

很快，你就要与生命中最重要的人相遇了！

请觉察你的呼吸，不需要去改变和调整它，就只是觉察呼吸，缓慢的或快速的、深的或浅的……

慈悲地观照自己的呼吸，你知道你每时每刻都在呼吸……

你注意到自己在整个生命过程中都在呼吸……

你，已经很习惯它了……

以前，你把它当作是理所当然的事情。

而今天，请你留意到这个事实，去感激它。

你有一份能够让你呼吸的智慧，去感激它。

如果没有呼吸，你就会死去，这是个事实，值得你感激。

也请你去看一下，你的身体此时此刻正在经验着什么。

你身体的感官，有怎样的感受?

你的身体正在向你发出一些信息，去觉察这些信息。

你知道，你是宇宙的一部分，你可以成为自己最好的朋友。

要成为自己最好的朋友，意味着你要接受自己，而不是总是评判自己，或总是批评自己。

那意味着你爱自己，也意味着你要照顾好自己，这是你生命中最重要的工作!

因为你是有价值的，你是重要的，你是独特的。

你是否已经准备好，为自己去做这个最重要的工作？

你是否已经决定，在生命中，你不只是个观察者，而且还是个参与者，勇敢去彰显生命的能量！

如果你是自己最好的朋友，你会如何对待自己呢？

在下一个呼吸里，给自己一些欣赏与感谢……

在下一个呼吸里，去庆祝，庆祝自己的生命，庆祝你是自己的好朋友。

和自己在一起，和你美妙的能量在一起。

在接下来三十秒的时间里，深深地呼吸……

然后慢慢地打开眼睛，看看周围，看看那些与你相处的人，看你可否看到，你的光芒正照在他们的脸上……

你如何度过自己的生命

当你准备好的时候，合上双眼。

接下来的时间，你可以跟自己在一起，更加地有觉知。

首先留意自己的呼吸，留意自己的身体，你可以自由地呼吸，这是那么的自然，又是那么的重要！

你可以欣赏这一点吗，欣赏你能够自由地呼吸。

留意此刻，在你自己的内在，正在发生些什么。

我以前常常问你一个问题：你怎样花费你的

时间?

今天，我想要进入更深的层面，问你一个不同的问题，那就是：这一生，你是如何度过的?

萨提亚对人有个很美的比喻，她把人比作冰山。

从冰山理论的角度来看，如何花时间意味着你在做什么，在冰山的顶层是什么。

而你如何度过你的生命，这个问题会带你进入到冰山最底层。

你透过你的父亲母亲，得到了这样一个生命，非常特别的生命。

随着时光无时无刻地流转，你打算怎样度过这一生?

你是否能够掌管自己的时间？有的人会说是的。

你是否能够掌管自己的生命呢？不知道你会有什么答案。

面对这个问题，如果你脑海里有画面的话，看一看，对于这一画面，你的感觉如何。

是感到自在开心，因为你能掌管自己这一生，还是，你只是个受害者，只是随波逐流？

有些人把一生都花在过去，有些人把一生都沉溺在恐惧里，我希望，你的这一生完全地活在你的生命能量里。

我们称之为转化、蜕变，将你的能量转化、蜕变，活出自己的生命力。

到目前为止，你是如何度过过往的这些年头的？

在未来的生命里，你又将如何度过？

花点时间，回顾一下，反思一下。

假如你现在浮现出来的是悲伤，那是可以的。

假如你现在浮现出来的是后悔，那也是可以的。

现在，你可以改变，此刻，是最好的时机！

你可以活在一个更深的层面，那是对能量的彰显，你可以活在一个更深的层面，那是一份和谐、爱，一份疗愈。

跟你自己联结，和你的生命能量在一起，然后和你的伴侣联结，在这份生命能量里。

这样，你将会有一个与以往不同的经验，无论是跟自己，还是跟周围的人。

花三十秒钟的时间，完全地跟自己在一起。

当你准备好的时候，你可以睁开眼睛，看看你可不可以完完全全地就是在这儿。

我愿意幸福

每一天，都是属于你的全新的一天，你可以用全新的角度看自己，用更深入的方法，更亲密的方法。

改变你对自己的态度，你是可爱的，你是独一无二的，你也是值得被爱的。

你是复杂的，在你想要去搞明白自己的复杂性之前。

你需要有勇气，从而可以更为深入地了解自己。

因为，在你找到珍宝之前，你需要去清理一些东西。

你可能会害怕，害怕如果更为深入地了解自己，除了发现痛苦之外什么都没有。

但是，你知道，事实不是这样的。

你是弥足珍贵的生命能量，这股能量想要被认出，想要彰显，这才是真实的！

在你的生命力里面，你有那么丰盛的资源和能量！

你可以分享自己的丰盛，去展现自己：

“我愿意幸福！无论外面发生了什么！”

“我愿意幸福，无论内在发生了什么！”

然后，你会去闪耀，将光芒带到你所到之处。

其他人也可以像你一样闪耀，他们也可以相信自己——就像你一样——相信自己！

生命意图

请你合上双眼，留意自己的呼吸，只是去放松。

当你留意自己的呼吸的时候，同时也留意自己的身体，你的身体在做什么？它有在跟你说话吗？

你能听到它对你说什么吗？

留意自己发现了什么，看看你能否接纳你的发现。

无论这一发现是让你有些兴奋，还是有些混乱。

无论你在哪里，无论你有怎样的感受，只是去接纳它。

记住，你降临到这个世界是有自己的意图的，那是你的生命意图。

你的生命意图是什么呢，也许有很多答案，但是所有答案都有共通之处，就是要彰显自己的生命力。

你做任何事情也都有自己的意图，比如工作、学习或者冥想。

你去看看这个意图在跟你说些什么，看看你此刻在做的是为了什么，有什么目的。

你要知道，你此刻所做的、今天所做的一切，都是为了跟自己的生命意图相呼应。

你的成长、你的学习、你的变化也是有目的，也是为了跟自己的生命意图相呼应。

这样，你就可以活在当下，当你活在当下的时候，你可以跟自己步调一致，和自己更能和谐相处，并活在顺流里。

如果你发现，你所做的与你的意图不一致，那意味着你可以为此做些工作。

你可以提升，可以去改变，然后让自己变得更快乐。

给予自己这份权利，去改变，让自己忠于你的生命意图。

生命力

请你合上双眼，进入内在，当你进入内在时，

首先意识到你在呼吸，然后开始注意到你的身体。

伴随着音乐，你允许自己更加地放松。

当你已经全身心都安处在这里时，我邀请你，看看你内在的火花，那是你的生命力。

你可以接触那个很美的生命力吗?

用你的呼吸，接触你的身体，进入你的生命力。

这可能会给你带来一些宁静，一些和谐，或者是些祥和。

对有些人来说，可能是活力、生命。

想象，你是充满生命力的，你跟宇宙的能量是相联结的。

你能否体验这份联结？

你的呼吸是你和宇宙的纽带，你吸进的氧气是很久远的，已经在宇宙中存在很久了……

而你，存在于一个很古老的历史中，但今天还活着。

请接触到那种知觉，那种联结。

看看这体验能否帮你打开更多，让你有更多觉察、更多接纳，更能驾驭自己。

让我们回到生命的历史中去探索更多。

曾经，有个重要的时刻，你的父亲、你的母亲，一起创造了你。

不管过去的生命经历有多艰难，不管你曾经错过多少，他们给予你生命，没有他们，你今天不会在这里。

为此，你可以选择，在今天欣赏并感谢他们。

你出生的时候，就带着一股新鲜的活力，来到这个世界。

请你欣赏并感谢他们赋予你的生命。

而今天，你在这里，在你的生命历程中，依然带着你那股鲜活美好的生命力。

接下来的三十秒，就是跟自己的生命力在一起，触摸它，与它共舞。

当你准备好了，请睁开眼睛，迎接新的时刻。

重建自己，庆祝生命

闭上眼睛，回到内在，好奇一下，你是谁？

在这个片刻里，保持觉知，先觉察你的呼吸，然后是你的身体，此刻，去聆听你的身体，也许它传递了一些讯息给你。

那讯息可能是我有些累，或者是我很兴奋，又或者是我有一些困惑。

无论是什么，去觉察它，然后接纳它。

你不一定要喜欢，但是，你确实需要去接纳它。

如果，你发现你在抗拒，那说明这儿需要多做些工作。

对于你抗拒的，你有很多的选择，你可以放下，也可以处理，但是有个最基本的选择，那就是：你要更加负责。

那意味着，你所有的部分，你都要为之负责。

当我们走在更为负责任的历程中时，我们就成为更加完整的人，而有的时候，我们还需往回看看：我们是从哪来？我们走了多远？

此刻，当你回看的时候，请你去欣赏，不管你走了多远，都请给自己一些欣赏与感谢，你是可爱的，你是最棒的自己，你是独特的，没有一个人完全像你。

你有没有发现，你常常去比较？

你常常告诉自己："我还不够好"，或者有别人告诉你：你还不够好。

你能否发现：在广袤的宇宙中，只有一个你自己；

你能否发现，在悠长的时间长河中，也只有一个你自己；

你是那么的独特，不需要去比较。

你一定知道，当人们看到刚出生的小婴儿时，总是很兴奋。

大家在说：这个生命多么美好！

你还记得吗，你曾经就是那个小婴儿，人们就这样看着你，如此的愉悦、兴奋、为生命庆祝！

这就是生命，生命的彰显。

你要做的，就是去接纳自己，为自己庆祝！

然后，在成长的过程中，会有些事情发生。

有时你会受伤，有时你被贬损，有时你迷失在过来的路上，成年的你，可以去找回自己，可以疗愈过去所有的伤口，可以重建自己，为自己负责。

我邀请你，真正地，好好地照顾自己。

不仅仅是接纳自己，也不仅仅是喜欢自己，而是，庆祝，庆祝你的生命！

对自己承诺

合上双眼，进入自己的内在，去留意你的呼

 吸，欣赏你的呼吸。

去留意在你的内在发生了什么。

此刻，你需要做的，只是去放松，然后做多一点点的练习来欣赏自己。

是的，你很可爱，你很独特，你很重要，你是值得被爱的。

当你改变了对自己的看法，你对自己的体验就完全不同了。

在成长的过程中，有些事情向你奔涌而来，那时的你，别无选择，于是过去有很多伤痛，而你常常做的，是把过去的伤痛放在背后，隐藏起来。或者想要把伤痛从你的生命中抹掉。

现在，你要学习清理和转化这些伤痛，用一个成年人的态度和视角，面对他们，不再逃避，转化他们，在其中汲取成长的养分。

这样你就可以完全地活在当下。

请欣赏自己到目前为止的人生旅程，

去欣赏目前为止你走过的道路，不带指责，只有接纳。

你的人生不可能完美，而你可以做的，只有接纳，如你所是地接纳、欣赏！

并且，你的成长是没有尽头的，你可以一直生命不息、学习不止。

看你能否为拥有这样的机会而体验到一些喜悦。

而你，是珍贵的生命力，无时无刻都想要彰显出来。

意识到这一点，你就可以去分享自己的富有和丰盛。

你可以不再向外乞讨：“给我一点爱吧”。

你也可以不再靠别人的认同来生活。

所以，对自己承诺吧，“我会欣赏自己！我会接纳自己！”“我会彰显自己生命的能量！我愿意幸福！”

准备好，再一次用三十秒钟的时间，只和自己待在一起。

好，回到这里来。当你准备好的时候，睁开眼睛，慢慢来。

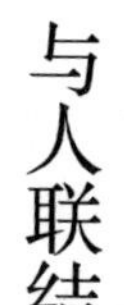

第六部分

与人联结

感谢一个人

现在，暂时放下工作，放下家庭，全然地在这

里，再一次关注你的呼吸，轻松地，自在地。

把更多的觉察和意识带入你的呼吸。

现在，我邀请你感谢自己，感谢自己活着，感谢自己将要做的事情，感谢自己有兴趣学习和成长。

从心底里感谢自己，不仅仅是在头脑里。

从头脑到内心深处，你可能需要一些时间，就把这个过程，当作一次学习，一次成长。

有可能你会有点兴奋，有可能你会有点紧张。

给自己一个许诺，只跟自己在一起，去体会那

些发生在你内在的情感，并且让自己真的发自内心地感谢自己。

然后，试试看，你能不能感谢你生命中的另一个人，不是感谢整个世界，只是一个人。

也许是你的配偶，也许是你的孩子，也许是你父母中的一个，就在此刻，选择一个人，然后去感谢他，他是你生命的一部分。

觉察一下，当你感谢那个人的时候，你的身体发生了什么？

你有没有变得更敞开了？你的脑海中浮现了什么？

当你敞开的时候，你能感知到，因为你的身体开始和你交谈。

所有这些感谢，都帮助你在今天，准备好自己并活在当下。

除了感谢你自己和另外一个人，看一看，此刻，你还需要做什么？为自己去做。

同时，也将注意力保持在内在，去到那个创造关爱平和的内在空间，用那个敞开的心，听到自己在微笑……

当你准备好的时候，请张开眼睛，环视四周。

向一个人道歉

今天，我想要你邀请一个访客进入我们的冥想。

请你在头脑中，选择一个人，一个你想要对他道歉的人。

告诉他说：“我很遗憾，对于之前发生的……”

或者，“我很遗憾，有些事情没有做……”

在你的生命长河里，找到这么一个人，在你的心里，在你的头脑里，看看你能否对这个人道歉。

道歉的意思并不是说你错了，而是你觉得遗憾，你只是对于所发生的感到遗憾。

这有可能发生在你的婚姻里，有可能发生在你的原生家庭里，你有这样的遗憾，你对此道歉。

看看在你脑海里的这个人，能否接受你的道歉。

然后，你就可以清除自己的阻碍，感到自由。

也许，你还可以欣赏自己，欣赏自己这一次的释怀。

看看在你的心里，这是否有效。

当你准备好的时候，可以睁开眼睛，回到你所在的房间里来。

向你的妈妈表达爱

请合上双眼，给自己一点时间进入内在。

用你感觉最舒服的姿势坐着，保持觉察。

我想要你发现，今天是很特别的。

为什么特别呢？不是因为外界发生了什么而特别，而是为了我们一起来创造的这个特别的日子。

同样的，你不需要争取做最好的人，而是把自己当成一个独特的人。

你永远都是最好的，因为你是唯一的。

每一个人都是特别的人，因为没有两个人是完全一样的。

而同时，每个人又都很像。

你看，这有点神秘不是吗，我们相同，我们又是不同的。

每一个人都有自己的母亲。

今天的冥想中，我邀请你告诉她：你爱她，无条件地爱她。

无论她曾经带给你什么痛苦。

想象你的母亲，在她小的时候，她也曾经是个小婴儿，小宝宝。

今天，看你能否发自内心地发送一些信息给她：你爱她。

你感谢她，她给了你生命，看看你如何能做到爱她并且把爱表达出来。

对中国人来说，跟妈妈说“我爱你”，可能是一件困难的事情，那意味着，让你说出这句话会有些障碍。

可是，在今天这么特别的日子里，请你试试看，能不能真的体会到那份爱，并在你的内在表达出来。

你不一定喜欢她，喜欢她的方式，可是，你爱她！

永远提醒自己，你爱她，在内在深处。

你和这个世界上任何其他人，都没有你和妈妈这样的关系。

此刻，就在你的心里体会这特别的关系。

如果她还活着，你可以在今天，这特别的一天，用你自己的方式，找到机会用语言告诉她，你爱她。

今天一整天，让自己在爱的模式中，带着爱，给带给你生命的那个人。

然后，你还可以再多爱一个人，那个人，就是你自己。

今天，让你自己爱你的妈妈，也爱着自己。

让你自己跟这美妙的能量触碰，宇宙的能量，一种称之为爱的能量。

与人联结，获得支持

找一个舒服的姿势，放松自己，你可以放一些自己喜欢的音乐。

把眼睛闭起来，和自己相处。

当你进入内在冰山的深处，联结到爱。

在那个爱里面，你可以找到和平、安全，你可以感觉到关怀、接纳、归属与联结，那个联结是你和自己的联结，也是你和他人的联结。

你冰山的深处，是一个很平和的地方，也很安全。

看看你是否可以在你的内在找到这个地方，以成年人的方式，让自己感觉到安全、关怀，与人联结，与自己联结。

看看你是否可以自己这样做，而在你生命中，你也可以跟另外一个人这样做。

这个人可能是在过去，也可能是在现在，你在他那里体验到一样的感觉：安全、关怀和联结。

你接纳自己，你也接纳他，你接纳你们两个人之间的关系。

如果他在过去，你可以保留那个回忆。

我们刚刚用比较深入的方法体验自己，这个历程帮助你更完整、更充实、更快乐。

但是有些时候，你的内在世界里可能有一些起伏，你可以建立一个自己的支持系统来帮助你，不用单独去面对。

你看自己的内在，有一些渴望，你是否可以跟这些渴望相联结。

你的内在也有一些期待，我希望你可以接纳你的期待，如果需要的话，你也可以改变那些期待。

你有世界观，你也有观点。有一些可能很古老，不再有用了。

而有一个观点可以很好地支持你，那就是：我是足够好的，我是独特的，我跟很多人有类似之处，同时我也是独特的。

你有没有发现，你的观点通过友好的方式在帮助你。

然后你有很多不同的感受，有些感受很美，有些却会阻挡你前进。

而你，要为这些感受负责任，去掌管它们。

你看，你正在经验你自己，你也会经验到他人，你也经验着这个世界。

你正在你的意识上工作，因为你是一个人。

然后慢慢地准备好，让自己伸个懒腰，深呼吸，用自己感到舒适的速度睁开眼睛。

独特的三人小组

今天，我们一起来进行一段时空之旅。

回忆你的过去，你的记忆可以延展到几岁？

你是否还记得，那个可爱的小女孩，那个强壮的小男孩，在一点点长大，回忆起这些，你的身体在说什么？

它是兴奋激动，还是害怕，还是孤独？

继续觉察你的身体，同时你什么都不需要做，只是回忆。

在你很小的时候，也许有一个人，对你来说非常特殊，有一个有力量的人，他滋养你，给你能量，他让你很兴奋。

这个人可能是你的爸爸，妈妈，或者其他人。

看你是否可以找到这个对你来说很特别的人。

如果你幼年时没有，你可以往后找找，不过别超过十岁。

当你想到他时，你觉得温暖、善良，你感到被欣赏，让你自己的身体也去体验，这样一个人，他在滋养你。

也许在记忆中只是一个小小的片段，但你留意到，他是认可你的。

在今天，找到他，去跟他联结，哪怕他不在世了。

你就在记忆中跟他联结，同时去发现，当时发生了什么？

请你在内在对他说：“谢谢你，再见！”

你把他留在美好的回忆里，对他说：再见，谢谢，我下次还会再想起你。

然后，回到当下，再找另外一个人，

就现在，今天，这周，这个月，今年，去找一个人，在他那里，你是特别的，他关心你，他认可你。

你可以找任何人，你的伴侣，你的父母，你的朋友，都可以。

他告诉你，你是可以的，你也相信他，你欣赏并感谢他。

我们继续向前，再找第三个人，这个人很特别，那就是你自己，你问问自己，你可以成为支持自己的那一个人吗?

你告诉自己：你是特别的，你很不错!

想象一下，你有一个三人小组，一个童年的人，一个现在的人，还有你自己!

想象一下，三个人坐在一起的画面，他们都相信，你是特别的，你是可爱的。

体验一下，此刻内在发生了什么，带着这个画面，记住这个体验。

与祖先联结

请合上你的双眼，觉察你的呼吸，进入内在，

观察你的呼吸和身体.

首先，我邀请你从内心来欣赏自己，感谢自己。

看看你这样做的时候，内在会发生什么？ 现在，我邀请你跟你的祖先相联结。

他们与你生活在同样的星球，在你之前你的祖先在地球上生活了多少年?

他们有怎样的生命故事，他们如何生活，有怎样的悲喜，有什么艰难?

他们有什么特质，有什么宏愿，又有什么祝福呢？

想一想他们，与他们联结。

最重要的是，透过他们，生命得到了传承，曾祖父母给予祖父母生命，祖父母给予父母生命，父母给予你生命，你给予你的后辈生命。

你们的身上都流淌着相同的血液，拥有相同的基因，也承载着一代代祖先们共同的祝福，对生命的祝福。

就像竹子的一节节根茎，你只是其中的一节，经由你，承接着祖先们所有的印记，也经由你把这些印记传递给你的下一代。

看看那一切的一切是如何联结在一起的。

也许那是一种关爱、一种保护，你看那传承多么美妙，多么积极，从你的内心深处去感受这份联结，去欣赏、感激这一切。

接下来三十秒钟，与你内在的喜悦、感动在

一起。

来，再做一个深呼吸，把自己带入意识的层面，然后慢慢睁开你的眼睛，环顾一下你的周围，如果你看到了什么，你可以露出一抹微笑，与他们进行联结。

与宇宙联结

此刻，你在哪里，感觉怎么样？

请你用一个舒服的姿势在椅子上坐好。

坐好之后，就跟这个宇宙进行联结。

你的双脚与大地联结，你的头与天空联结。

你整个人就在天地之间，互相联结。

你合上双眼，把你的注意力放在呼吸上。

让自己慢下来，慢下来。

以自己的方式传递信息，向自己表达感谢。

感谢你是谁，以及你所做的。

也许你是个善良的人，充满爱的人，是个有好奇心的人，是个大方的人。

看看你是谁，感谢自己的这一部分。

然后看看，你对自己的作为有什么可以感激的。

有可能你接纳他人、帮助他人，有可能你鼓励别人，这些都是你做的。

再看看你正在做的，有什么可以使你感到良好。

当你到达这舒适的、平和的状态时，看看你能不能进入更深的那个地方，我们称为自己，是你生命的力量。

是你存在的核心，是爱，是更深层次的自己。

把自己想象成整个宇宙的一部分，事实上，你在非常幼小的时候，的确和所有的东西都是有联结的，看看你是不是可以回忆起那些体验：你是宇宙的一股能量，你和宇宙没有区别，是其中的一部分。

当你认识到并体验到这一点，你就可以跟其他的所有产生联结。

而当你愤怒时，你就失去了联结。

当你失望时，就断开了这个联结。

当你有未满足的期待的时候，也断开了这个联结。

若你想再次产生联结，你需要有觉察，需要接纳，需要放下，需要原谅。

你是如何生活，如何使用自己的能量的呢？

你在使用它来让自己联结到宇宙，还是用你的能量来断开这些联结？

宇宙的哪一个部分使你失去了联结呢？

看一下自己的内在，你跟谁失去联结？你又跟谁在建立联结？

你在用着两股不同的能量。

当你联结时，你的光变得更强，你变得更平和。

你正在给自己的电池充电。

而与你没有联结的那些人，正在让你放电。

发现这些真好，看看你有没有意愿去改变，让自己可以包容更多的人。

你再也不需要害怕，因为你可以跟每一个人联结，不管是别人还是自己。

不管别人怎么看你，都没有关系。

你只是不用跟他人失去联结，因为这代价太大。

当你失去联结时，就好像切断了自己身体的一部分。

今天，你可以为自己做一个新的决定，你打算放下一些过去的，重新去建立联结。

你也可以回顾自己的过去，是不是还有一些人是让你觉得和他们是没有联结的？

那你可以弥补，你可以变得珍贵。

作者简介

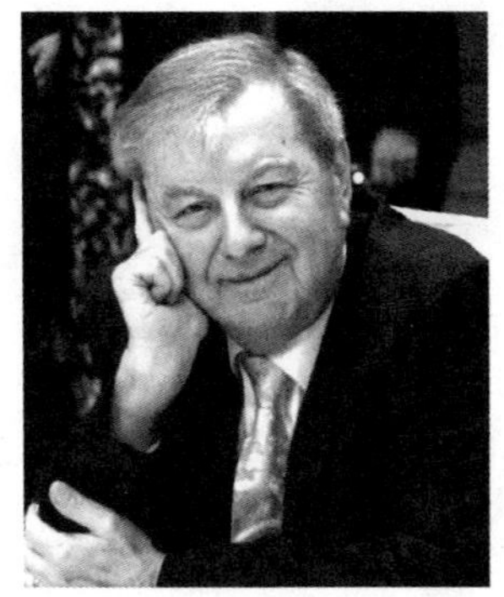

[加拿大]约翰·贝曼 (John Banmen)

约翰·贝曼是著名家庭治疗师、萨提亚模式培训师、萨提亚机构亚太区培训主任、香港大学名誉教授以及前加拿大咨询协会主席。

约翰·贝曼拥有美国怀俄明州大学咨询心理学博士学位。

他是一位注册心理学家和注册婚姻及家庭治疗师 。

他作为作家、治疗师和教育家享有国际声誉 。

他在11个国家培训家庭治疗师、心理治疗师和咨询师 。

他被认为是世界上最著名的萨提亚治疗师和导师之一。

他是弗吉尼亚·萨提亚女士的学生、朋友和同事 。

他致力于萨提亚模式在中国的推广、应用及发展。

2009年，他创办了贝曼萨提亚中国管理中心，担任主席。

他被邀请担任北京师范大学客座教授、北京师范大学国际心理咨询顾问以及中国上海高校心理咨询协会萨提亚模式研究和发展中心终身顾问。